Die Gehirn–Darm-Verbindung: Wie Ihre Gedanken Ihre Verdauung und Ihr Immunsystem beeinflussen

Die Neuverkabelung der Geist–Körper-Verbindung zur Heilung von Entzündungen, zur Steigerung der Energie und zur Wiederherstellung des Gleichgewichts

Von Joe Correa

Veröffentlicht von Live Stronger Faster

Erste Ausgabe

Inhaltsverzeichnis

Einleitung

Ihr Gehirn und Ihr Darm stehen in ständigem Austausch – ein kontinuierlicher Dialog aus Neurotransmittern, Hormonen und elektrischen Impulsen, der weit mehr bestimmt als nur, wie gut Sie Ihre Nahrung verdauen. Dieses leistungsstarke Kommunikationsnetzwerk, bekannt als die Darm–Gehirn-Achse, beeinflusst Ihre Stimmung, Ihr Gedächtnis, Ihr Energieniveau und sogar Ihre Immunreaktion. Wenn diese Verbindung im Gleichgewicht ist, fühlen Sie sich fokussiert, ruhig und energiegeladen. Wenn sie gestört ist, kann dies zu Angstzuständen, Depressionen, Müdigkeit und einer Vielzahl chronischer Gesundheitsprobleme führen. Zu verstehen, wie dieses System funktioniert, gibt Ihnen die Möglichkeit, nicht nur Ihre Verdauung, sondern Ihren gesamten Zustand des Wohlbefindens zu verändern.

Über Jahrzehnte hinweg behandelte die medizinische Wissenschaft Gehirn und Körper als getrennte Einheiten, wobei psychische und körperliche Gesundheit als zwei voneinander unabhängige Systeme betrachtet wurden. Doch Fortschritte in der Neurowissenschaft und Mikrobiologie haben dieses alte Modell widerlegt. Der Darm wird heute als das „zweite Gehirn" des Körpers anerkannt, das mehr als 500 Millionen Neuronen beherbergt und über 90 % des körpereigenen Serotonins produziert – der chemischen

Substanz, die am stärksten mit Glück und emotionalem Gleichgewicht in Verbindung gebracht wird. Außerdem ist er die Heimat von Billionen von Mikroorganismen, die gemeinsam als Mikrobiom bezeichnet werden und direkt beeinflussen, wie Sie denken, fühlen und heilen. Ihr Gehirn und Ihr Darm tauschen ständig Signale über den Vagusnerv aus und bilden so eine Rückkopplungsschleife, die entweder Ihr Wohlbefinden fördern oder Krankheiten verstärken kann.

Wenn Sie Stress, Wut oder Angst erleben, setzt Ihr Gehirn Hormone wie Cortisol und Adrenalin frei, die die Darmfunktion verändern – sie verlangsamen die Verdauung, erhöhen Entzündungen und schwächen die Immunabwehr. Mit der Zeit kann dies zu Reizdarmsyndrom (IBS), einem durchlässigen Darm („Leaky Gut“), Autoimmunerkrankungen und sogar zu Stimmungsstörungen führen. Umgekehrt kann ein ungesundes Darmmikrobiom Notsignale an das Gehirn senden, die Angstzustände, geistige Unklarheit („Brain Fog“) und Müdigkeit auslösen. Dies erklärt, warum Menschen mit Darmentzündungen deutlich häufiger unter Depressionen oder kognitivem Abbau leiden. Die Kommunikation funktioniert in beide Richtungen, was bedeutet, dass die Heilung Ihres Darms auch Ihrem Geist hilft – und umgekehrt.

Das Faszinierende an der Gehirn–Darm-Verbindung ist, dass sie trainiert werden kann. Durch Neuroplastizität und bewusste Ernährung können Sie neu programmieren, wie Ihr Nervensystem auf Nahrung, Stress und Emotionen reagiert. Wenn Sie die richtigen Gedanken, Gewohnheiten und Ernährungsweisen entwickeln, beginnt Ihr Gehirn, heilende Signale statt Stressreaktionen zu senden. Techniken wie Meditation, tiefes Atmen und Visualisierung beruhigen den Vagusnerv, verbessern die Verdauung und stellen ein gesundes mikrobielles Gleichgewicht wieder her. Ebenso unterstützt eine Ernährung, die reich an Ballaststoffen, fermentierten Lebensmitteln und Omega-3-Fettsäuren ist, die Fähigkeit des Darms, Neurotransmitter zu produzieren, die Stimmung und geistige Klarheit fördern.

Neue Forschungsergebnisse zeigen sogar, dass das Mikrobiom Entscheidungsprozesse, Gelüste und soziales Verhalten beeinflussen kann. Bestimmte Bakterien produzieren chemische Stoffe, die Sie dazu bringen, bestimmte Lebensmittel zu verlangen – einige gesund, andere schädlich. Das bedeutet, dass Ihre Darmgesundheit nicht nur Ihren körperlichen Zustand beeinflusst, sondern auch Ihre mentalen Entscheidungen. Wenn Sie dieses Zusammenspiel verstehen, können Sie destruktive Muster durchbrechen – sei es emotionales Essen, chronischer Stress oder Selbstsabotage. Der Schlüssel liegt darin, Ihre Darmflora genauso zu pflegen, wie Sie Ihren Geist pflegen würden – mit Bewusstsein, Beständigkeit und Mitgefühl.

In den kommenden Kapiteln lernen Sie, die Signale zwischen Gehirn und Darm zu entschlüsseln, verborgene Ungleichgewichte zu erkennen und wissenschaftlich fundierte Werkzeuge anzuwenden, um Harmonie wiederherzustellen. Sie werden entdecken, wie Ihr Mikrobiom auf Denkmuster reagiert, wie emotionaler Stress die Durchlässigkeit des Darms verändern kann und wie Entzündungen durch tägliche mentale und ernährungsbezogene Praktiken rückgängig gemacht werden können. Wir werden alles erkunden – von Probiotika-Strategien und achtsamen Essritualen bis hin zu neuronalen Trainingsübungen, die Ihren Vagusnerv aktivieren und Ihre Stressreaktion neu einstellen.

Das ultimative Ziel dieses Buches besteht nicht nur darin, Verdauungsprobleme zu beheben, sondern Ihnen ein neues Verständnis von Gesundheit zu eröffnen – eines, in dem Ihre Gedanken, Emotionen und Organe in perfekter Synergie zusammenarbeiten. Heilung beginnt in dem Moment, in dem Sie erkennen, dass Ihr Geist nicht nur in Ihrem Kopf existiert, sondern in jeder Zelle Ihres Körpers. Wenn Sie die Gehirn–Darm-Verbindung meistern, erhalten Sie Zugang zu einem der tiefgreifendsten Heilungssysteme, das die Natur je hervorgebracht hat – eines, das Ihr Leben von innen heraus reparieren, erneuern und neu programmieren kann.

Kapitel 1: Die verborgene Autobahn zwischen Ihrem Gehirn und Ihrem Darm

Ihr Gehirn und Ihr Darm sind durch eines der mächtigsten und zugleich am meisten übersehenen biologischen Netzwerke im menschlichen Körper verbunden: den Vagusnerv. Dieser Nerv wirkt wie eine Superautobahn und überträgt Informationen in beide Richtungen – vom Gehirn hinunter zu den Eingeweiden und vom Darm wieder hinauf zum Gehirn. Er transportiert Signale, die Ihre Herzfrequenz, Ihre Verdauung, Ihre Stimmung und sogar Ihr Immunsystem regulieren. Tatsächlich senden über 80 % der Nervenfasern im Vagusnerv Botschaften vom Darm zum Gehirn – nicht umgekehrt. Das bedeutet, dass Ihr Darm eine äußerst starke Stimme dabei hat, wie Sie denken und fühlen.

Jede Emotion, die Sie erleben, hat eine entsprechende körperliche Reaktion. Wenn Sie Angst oder Stress empfinden, setzt Ihr Gehirn Hormone wie Cortisol und Adrenalin frei, die den Magen anspannen, die Verdauung verlangsamen und den Blutfluss von den Eingeweiden weglenken. Wenn Sie sich hingegen sicher, entspannt und geliebt fühlen, sendet Ihr Gehirn beruhigende parasympathische Signale aus, die den Blutfluss zu den Verdauungsorganen erhöhen und dadurch die

Nährstoffaufnahme und den Stoffwechsel verbessern. In diesem Sinne bestimmt Ihr emotionaler Zustand buchstäblich, wie gut Ihr Körper Nahrung verarbeitet.

Der Vagusnerv steht auch in enger Verbindung mit der Neuroplastizität – der Fähigkeit Ihres Gehirns, sich neu zu verdrahten. Wenn Sie lernen, den Vagusnerv zu aktivieren und zu stärken, können Sie die Stressreaktion Ihres Körpers neu programmieren, Entzündungen reduzieren und das emotionale Gleichgewicht wiederherstellen. Dies geschieht durch einfache, aber wirkungsvolle Praktiken wie tiefes Zwerchfellatmen, Summen, Singen, Meditation und Kältereize. Jede dieser Aktivitäten erhöht den sogenannten „Vagotonus", also das Maß dafür, wie effektiv Ihr Vagusnerv Entspannungssignale an Ihre Organe übermittelt.

Eine der wichtigsten Entdeckungen der modernen Neurowissenschaft ist, dass Darmbakterien die Gehirnchemie direkt beeinflussen können. Das Mikrobiom produziert Neurotransmitter wie Serotonin, Dopamin und GABA – genau jene chemischen Stoffe, die Stimmung und mentale Konzentration regulieren. Ein Ungleichgewicht der Darmbakterien kann zu einem Mangel an diesen Neurotransmittern führen, was sich als Angstzustände, Depression oder mentale Erschöpfung äußert. Umgekehrt stärkt die Förderung nützlicher Bakterien durch Probiotika, ballaststoffreiche Lebensmittel und Stressreduktion diese chemischen Signalwege und macht Sie ruhiger, glücklicher und widerstandsfähiger.

Ebenso wichtig ist die Rolle von Entzündungen in der Beziehung zwischen Gehirn und Darm. Chronische Entzündungen – häufig verursacht durch schlechte Ernährung, Stress oder Schlafmangel – können die Darmwand schädigen und zu einem Zustand führen, der als „Leaky Gut" bekannt ist. Dabei gelangen Giftstoffe und unverdauten Nahrungsbestandteile in den Blutkreislauf und lösen Immunreaktionen aus, die sowohl Gehirn als auch Körper beeinträchtigen können. Studien zeigen, dass Menschen mit einem durchlässigen Darm anfälliger für Autoimmunerkrankungen, Müdigkeit und Stimmungsstörungen sind. Umgekehrt nimmt die Entzündung auf natürliche Weise ab, wenn Sie Ihr Nervensystem beruhigen und Ihr Mikrobiom richtig nähren.

Ihr Verdauungssystem dient nicht nur dazu, Nahrung zu zerlegen; es ist auch ein sensorisches und emotionales Organ, das auf alles reagiert, was Sie erleben. Jeder Gedanke, den Sie haben, jedes Wort, das Sie sprechen, und jede Emotion, die Sie unterdrücken, wird irgendwo in Ihrem Darm registriert. Der Schlüssel zu langfristiger Heilung besteht darin zu erkennen, dass Geist und Darm untrennbare Partner Ihrer Gesundheit sind. Wenn Sie lernen, die richtigen Signale zu senden – durch Gedanken, Atmung und Ernährung – können Sie vollständig verändern, wie Ihr Körper sich selbst heilt.

In diesem Kapitel beginnen Sie zu verstehen, wie kleine tägliche Gewohnheiten – wie Sie atmen, was Sie essen und wie Sie denken – diese lebenswichtige Verbindung entweder stärken oder schwächen können. Wenn wir tiefer in dieses Thema eintauchen, werden Sie erkennen, dass Ihr Darm nicht nur ein Verdauungsorgan ist, sondern Ihr innerer Kompass, der Sie ständig zu Gleichgewicht, Frieden und Vitalität führt, wenn Sie lernen, auf ihn zu hören.

Der Vagusnerv

Lena saß an ihrem Küchentisch, die Hände um eine Tasse Kamillentee gelegt. Jahrelang hatte sie unter unvorhersehbaren Verdauungsschmerzen gelitten – Blähungen, Krämpfe, Müdigkeit nach dem Essen – und kein Arzt schien eine Antwort zu haben. „Es ist nur Stress“, sagten sie, als könnten diese Worte alles lösen. Doch tief in ihrem Inneren wusste sie, dass etwas anderes vor sich ging. Ihr Körper versuchte, ihr etwas zu sagen.

Eines Abends, nach einem weiteren schmerzhaften Abendessen, begann sie über den Vagusnerv und die Verbindung zwischen Darm und Gehirn zu lesen. Die

Vorstellung, dass ihre Emotionen ihre Verdauung direkt beeinflussen könnten, faszinierte sie. Noch am selben Abend begann sie zu experimentieren. Anstatt ihre Mahlzeiten hastig zu essen, hielt sie inne, nahm fünf tiefe Atemzüge und sprach innerlich einen stillen Dank aus, bevor sie aß. Innerhalb einer Woche geschah etwas Erstaunliches – ihre Blähungen reduzierten sich um die Hälfte, und sie schlief besser.

Ermutigt fügte sie jeden Tag ein neues Ritual hinzu. Morgens praktizierte sie langsames Atmen – fünf Sekunden ein, fünf Sekunden aus – um ihren Vagusnerv zu stimulieren. Mittags kaute sie ihr Essen langsam und genoss jeden Bissen. Abends spielte sie leise Musik und machte nach dem Abendessen kurze Spaziergänge. Diese einfachen Handlungen begannen zu verändern, wie ihr Körper auf Nahrung reagierte. Ihr Magen fühlte sich nicht länger wie ein Schlachtfeld an; endlich war Frieden eingekehrt.

Einige Wochen später besuchte Lena ihren Arzt erneut zu einer Kontrolluntersuchung. Ihre Verdauung hatte sich so stark verbessert, dass ihr Arzt erstaunt war. „Was hat sich verändert?“, fragte er. Sie lächelte. „Ich habe aufgehört, gegen meinen Körper zu kämpfen, und angefangen, ihm zuzuhören.“ Ihr Geheimnis war kein neues Medikament, sondern ein Perspektivwechsel – ihren Darm als Partner statt als Feind zu sehen.

Mit der Zeit bemerkte Lena auch andere Veränderungen. Ihre Stimmung hob sich. Sie fühlte sich ruhiger, geduldiger und präsenter. Sogar ihre Haut begann wieder zu strahlen. Was sie damals noch nicht wusste, war, dass sich ihr Mikrobiom veränderte und sich an ihr neues emotionales Umfeld anpasste. Ihr Körper heilte, weil ihr Gehirn aufgehört hatte, Stresssignale zu senden.

Am Ende des Monats fühlte sich Lena wie ein neuer Mensch. Jeder tiefe Atemzug, jeder ruhige Gedanke und jeder Moment der Dankbarkeit verdrahtete ihre Verbindung zwischen Gehirn und Darm neu. Sie hatte keine Angst mehr vor Nahrung oder ihren Emotionen. Sie hatte entdeckt, was die meisten Menschen nie erkennen: Heilung beginnt in dem Moment, in dem Sie die Kommunikation zwischen Ihrem Gehirn und Ihrem Darm wiederherstellen.

Kapitel 2: Das Mikrobiom — Ihr inneres Ökosystem der Intelligenz

In Ihrem Verdauungstrakt lebt ein mikroskopisches Universum, das komplexer ist als die Milchstraße selbst. Dieses Ökosystem, bekannt als das Mikrobiom, enthält über 100 Billionen Bakterien, Viren und Pilze, die in Harmonie – oder manchmal auch in Disharmonie – mit Ihrem Körper zusammenarbeiten. Zusammen wiegen diese Mikroorganismen fast zwei Kilogramm – etwa so viel wie Ihr Gehirn – und bilden ein lebendiges Organ, das direkt mit Ihrem zentralen Nervensystem kommuniziert. Das Mikrobiom reguliert die Verdauung, das Immunsystem, den Stoffwechsel und sogar die Stimmung. Im Grunde ist es nicht nur ein Teil Ihres Körpers – es ist eine weitreichende Erweiterung Ihres Geistes.

Das Mikrobiom jedes Menschen ist einzigartig, wie ein biologischer Fingerabdruck. Die Arten von Bakterien, die in Ihrem Darm gedeihen, hängen von Ihrer Ernährung, Ihrer Umgebung, Ihrem Stressniveau und sogar davon ab, wie Sie geboren wurden. Menschen, die auf natürlichem Weg geboren werden, erhalten Bakterien aus dem Geburtskanal ihrer Mutter, während Menschen, die per Kaiserschnitt geboren werden, ihr Leben mit einer anderen mikrobiellen

Zusammensetzung beginnen. Während Sie wachsen, formt jeder Bissen Nahrung, jeder Gedanke und jedes Antibiotikum dieses Ökosystem. Wenn Ihr Mikrobiom im Gleichgewicht ist, produziert es Vitamine, schützt Ihre Darmschleimhaut und trainiert Ihr Immunsystem, ruhig auf Bedrohungen zu reagieren. Wenn es jedoch aus dem Gleichgewicht gerät – ein Zustand, der als Dysbiose bekannt ist – entzündet sich Ihr Körper, Ihre Verdauung leidet und Ihr Gehirn erhält verzerrte Signale.

Eine der faszinierendsten Entdeckungen der Neurowissenschaft und Mikrobiologie ist die sogenannte Mikrobiota–Darm–Gehirn-Achse. Das bedeutet, dass Bakterien in Ihrem Darm Ihre Emotionen und kognitiven Fähigkeiten durch chemische Botenstoffe wie Serotonin und Dopamin beeinflussen können. Tatsächlich werden etwa 90 % des Serotonins – des „Wohlfühl-Neurotransmitters" – im Darm produziert. Nützliche Bakterien helfen, diese Produktion aufrechtzuerhalten, während schädliche Bakterien sie stören können, was zu Depressionen, Angstzuständen und sogar Schlaflosigkeit führen kann. Was Sie essen, beeinflusst also buchstäblich Ihren emotionalen Zustand.

Die Ernährung ist eine der stärksten Möglichkeiten, Ihr Mikrobiom zu formen. Eine abwechslungsreiche Ernährung voller Ballaststoffe, Obst, Gemüse und fermentierter

Lebensmittel fördert eine gesunde und vielfältige mikrobielle Gemeinschaft. Verarbeitete Lebensmittel, Zucker, Alkohol und Antibiotika hingegen zerstören diese Vielfalt und fördern das Wachstum schädlicher Bakterien. Der Schlüssel liegt in der Vielfalt. So wie Ihr Gehirn Stimulation und Herausforderung braucht, um zu wachsen, benötigt Ihr Darm eine ständig wechselnde Vielfalt an Nährstoffen und Ballaststoffen, um widerstandsfähig zu bleiben. Wissenschaftler nennen dieses Konzept „mikrobielle Resilienz“ – die Fähigkeit Ihres Mikrobioms, sich von Stress, Giftstoffen oder Ernährungsumstellungen zu erholen.

Ebenso wichtig ist die emotionale Umgebung, in der Ihre Mikroben leben. Stress setzt chemische Stoffe frei, die die Durchlässigkeit des Darms verändern und das mikrobielle Gleichgewicht stören können. Wenn Sie wütend, ängstlich oder besorgt sind, spüren Ihre Darmbakterien diese Zustände durch Hormone und neuronale Signale. Chronischer emotionaler Stress unterdrückt nützliche Mikroben und ermöglicht es krankheitserregenden Arten, sich zu vermehren. Meditation, Lachen und Dankbarkeit haben hingegen nachweislich die Vielfalt nützlicher Bakterien erhöht – ein Beweis dafür, dass Ihre Gedanken nicht abstrakt sind, sondern biochemische Ereignisse, die Ihre innere Welt direkt formen.

Ihr Mikrobiom gedeiht durch Rhythmus und Gleichgewicht. Regelmäßiger Schlaf, achtsames Essen, ausreichendes Trinken und die Reduzierung unnötiger Medikamente tragen zur Harmonie innerhalb dieser unsichtbaren Gemeinschaft bei. Denken Sie daran: Jedes Mal, wenn Sie Ihren Darm mit Freundlichkeit nähren – durch natürliche Lebensmittel, ruhige Emotionen und bewusstes Leben – trainieren Sie eine Armee intelligenter Mikroorganismen, Ihre Gesundheit zu schützen und wiederherzustellen. Das Mikrobiom ist nicht nur ein Verdauungshelfer – es ist Ihr stiller Partner in der Evolution, der jeden Tag mitbestimmt, wer Sie sind und wie Sie sich fühlen.

Marcus' Darmbakterien

Marcus war gesundheitlichen Trends gegenüber immer skeptisch gewesen. Er aß, was gerade bequem war – Fast Food zum Mittagessen, Energydrinks am Nachmittag, Take-out am Abend. Seine Tage wurden von Koffein und Stress angetrieben, und sein Körper hatte gelernt, auf Adrenalin zu funktionieren. Doch nach Jahren dieses Lebensstils brach seine Energie plötzlich ein. Er konnte sich kaum noch konzentrieren, seine Haut bekam Ausschläge, und seine Verdauung wurde unberechenbar. Eine Routineuntersuchung zeigte hohe Entzündungswerte und Vitaminmängel. Sein Arzt erwähnte etwas, worüber Marcus noch nie nachgedacht hatte: seine Darmbakterien.

Zunächst erschien ihm die Idee absurd – winzige Mikroben, die seine Energie und Stimmung beeinflussen? Doch als er begann zu recherchieren, erkannte er, dass sein Körper ihm seit Jahren Warnsignale geschickt hatte. Er lernte, dass die Nahrung, die er aß, nicht nur ihn ernährte, sondern auch die Billionen von Bakterien in seinem Inneren. Fast Food, Zucker und späte Nächte hatten die falschen Arten genährt – jene, die im Chaos gedeihen.

Entschlossen, etwas zu ändern, begann Marcus mit kleinen Schritten. Jede Woche fügte er seinen Mahlzeiten ein neues Gemüse hinzu. Er tauschte Limonade gegen Wasser aus, begann jeden Morgen draußen zu spazieren und nahm ein probiotisches Nahrungsergänzungsmittel ein. Innerhalb eines Monats geschah etwas Bemerkenswertes. Sein „Brain Fog" verschwand. Zum ersten Mal seit Jahren wachte er mit klarem Kopf auf. Auch seine Gelüste veränderten sich – fettiges Essen und Süßigkeiten reizten ihn kaum noch. Es war, als hätte sein Darm seine Wünsche neu programmiert.

Er bemerkte noch eine weitere subtile Veränderung: seine Stimmung stabilisierte sich. Die Angst, die ihn früher den ganzen Tag begleitet hatte, verschwand allmählich. Gespräche verliefen leichter. Seine Gedanken wurden optimistischer. Marcus erkannte, dass sein Darm seinem Gehirn still beigebracht hatte, wie es sich fühlen sollte. Jeden Abend begann er zu schreiben und darüber nachzudenken, wie Nahrung und Emotionen zusammenwirkten. „Wenn ich ruhig esse, verdauere ich ruhig", schrieb er eines Abends. „Wenn ich wütend bin, spüre ich, wie sich mein Magen anspannt, noch bevor ich überhaupt einen Bissen nehme."

Monate später war Marcus' Veränderung unübersehbar. Seine Haut klärte sich, seine Energie kehrte zurück, und er begann, seine Geschichte mit Freunden zu teilen. Er sagte ihnen: „Es geht nicht um Diäten. Es geht darum, zuzuhören, was dein Darm dir sagen will." Jede Mahlzeit wurde zu einem Dialog – einem Gespräch zwischen Körper und Geist. Je mehr er zuhörte, desto mehr heilte er.

Mit der Zeit lernte Marcus, sein Mikrobiom als sein inneres Ökosystem der Intelligenz zu sehen – einen weisen Begleiter, der die ganze Zeit darauf gewartet hatte, dass er ihm Aufmerksamkeit schenkte. Indem er es nährte, nährte er auch seinen Geist. Indem er das Gleichgewicht in seinem Inneren wiederherstellte, fand er Frieden im Außen.

Kapitel 3: Stress, Entzündungen und der Ruf des Darms nach Ruhe

Jedes Mal, wenn Sie Stress erleben, reagiert Ihr Körper sofort. Ihre Herzfrequenz steigt, Ihre Muskeln spannen sich an, und Ihr Gehirn setzt eine Mischung aus Stresshormonen frei – vor allem Cortisol und Adrenalin. Diese Chemikalien sind eigentlich dafür gedacht, Sie vor Gefahr zu schützen, indem sie Ihre Sinne schärfen und Ihren Körper auf Kampf oder Flucht vorbereiten. Doch wenn Stress chronisch wird – wenn Sie dauerhaft im Alarmmodus leben – beginnen genau diese Hormone, Ihren Körper zu schädigen, insbesondere Ihr Verdauungssystem.

Ihr Darm gehört zu den ersten Organen, die auf emotionale Anspannung reagieren. Die Stresssignale des Gehirns leiten Blut von der Verdauung weg, verlangsamen die Darmbewegungen und erhöhen die Produktion von Magensäure. Deshalb können Sie vor einer wichtigen Präsentation oder nach einem Streit Krämpfe, Übelkeit oder Verdauungsprobleme verspüren. Mit der Zeit schwächt chronischer Stress die Darmwand, sodass Giftstoffe und unverdaute Nahrungsbestandteile in den Blutkreislauf gelangen können – ein Zustand, der als „Leaky-Gut-Syndrom" bekannt ist. Dies löst systemische Entzündungen aus, die nicht nur Gewebe schädigen, sondern auch die Kommunikation zwischen Darm und Gehirn stören.

Entzündungen sind eigentlich ein natürlicher Abwehrmechanismus Ihres Körpers. Wenn sie jedoch zu lange aktiv bleiben, werden sie zerstörerisch. Es ist, als würde ein Feueralarm niemals aufhören zu klingeln. Chronische Entzündungen werden mit Depressionen, Angststörungen, Autoimmunerkrankungen und sogar neurodegenerativen Krankheiten in Verbindung gebracht. Die Verbindung ist einfach, aber tiefgreifend: Wenn Ihr Darm entzündet ist, wird auch Ihr Gehirn entzündet. Wissenschaftler nennen diesen Prozess Neuroinflammation, und er ist einer der Hauptgründe dafür, dass emotionale und Verdauungsprobleme häufig gemeinsam auftreten.

Glücklicherweise ist Ihr Körper darauf ausgelegt, sich zu heilen. Der Vagusnerv – derselbe Kommunikationsweg, den wir zuvor betrachtet haben – wirkt wie ein eingebauter entzündungshemmender Schalter. Wenn er durch Entspannung, tiefes Atmen oder Meditation aktiviert wird, reduziert er Zytokine (entzündungsfördernde Moleküle) und hilft dabei, die Homöostase wiederherzustellen. Das bedeutet, dass Sie die Fähigkeit haben, Entzündungen zu reduzieren, indem Sie Ihr Nervensystem trainieren, vom

„Kampf-oder-Flucht"-Modus in den „Ruhe-und-Verdauen"-Modus zu wechseln.

Auch die Ernährung spielt eine entscheidende Rolle bei der Beruhigung von Entzündungen. Verarbeitete Lebensmittel, Zucker und Transfette verstärken Stresssignale und reizen die Darmschleimhaut, während entzündungshemmende Lebensmittel wie grünes Blattgemüse, Kurkuma, Olivenöl, Beeren und omega-3-reiche Fische die Regeneration unterstützen. Doch über die Nahrung hinaus können auch Ihre Gedanken entzündlich wirken. Negative Denkweisen, Groll und Angst setzen Stresschemikalien frei – genauso stark wie körperlicher Schmerz. Jeder Gedanke sendet eine biochemische Botschaft an Ihren Darm und beeinflusst, wie er verdaut, heilt und sich regeneriert.

Um den Kreislauf aus Stress und Entzündung zu durchbrechen, ist es wichtig, tägliche Rituale zu integrieren, die Ruhe fördern. Beginnen Sie Ihren Morgen beispielsweise mit fünf Minuten bewusster Atmung, indem Sie langsam durch die Nase einatmen und durch den Mund ausatmen. Achten Sie im Laufe des Tages auf Momente, in denen sich Ihr Körper anspannt – wenn sich Ihre Schultern heben oder Ihr Magen sich zusammenzieht – und lassen Sie diese Spannung bewusst los. Vermeiden Sie abends anregende Inhalte und essen Sie langsam, damit Ihr Gehirn Ihrem Körper Sicherheit signalisieren kann, bevor Sie schlafen. Heilung ist kein einmaliger Akt, sondern ein Prozess, bei dem Ihr Nervensystem neu lernt, wieder Vertrauen zu entwickeln.

Wenn Sie Ruhe kultivieren, beruhigen Sie nicht nur Ihren Geist, sondern lehren auch Ihren Darm, dass die Welt sicher ist. Und wenn der Darm sich sicher fühlt, kann er sich endlich auf seine eigentliche Aufgabe konzentrieren – zu heilen, zu verdauen und Energie zu erzeugen. Je mehr Frieden Sie in sich selbst erschaffen, desto leiser wird die Entzündung. So wird Ruhe zu Ihrer größten Medizin.

Claras Stressgeschichte

Clara war immer für ihren Ehrgeiz bekannt gewesen. Als erfolgreiche Unternehmerin lebte sie von engen Fristen, endlosem Kaffee und dem Nervenkitzel der Produktivität. Doch hinter ihrer perfekten Fassade schrie ihr Körper nach Erleichterung. Sie litt unter Sodbrennen, Müdigkeit und unvorhersehbaren Verdauungsschmerzen, die mit jeder Woche schlimmer wurden. Ärzte verschrieben ihr Antazida und Nahrungsergänzungsmittel, doch nichts schien dauerhaft zu helfen.

Eines Nachts, nach einem besonders stressigen Tag, wachte Clara um drei Uhr morgens auf und hielt sich den Bauch. Der Schmerz war scharf und tief, als wollte ihr Körper ihr eine

Botschaft senden. Während sie still dasaß, wurde ihr etwas Entscheidendes klar: Ihr Leben befand sich ständig im „Kampf-oder-Flucht"-Modus. Selbst wenn sie nicht arbeitete, hörte ihr Geist nie auf zu rasen. In dieser Nacht beschloss sie, etwas Radikales zu versuchen – zumindest für sie. Sie würde langsamer werden.

Am nächsten Morgen begann Clara ihr erstes Experiment mit Ruhe. Sie stand früh auf, setzte sich ans Fenster und nahm zehn langsame Atemzüge, wobei sie jedes Ein- und Ausatmen zählte. Anfangs fühlte es sich seltsam an – fast unangenehm –, einfach still zu sitzen. Doch nach einigen Minuten bemerkte sie, wie ihr Herzschlag langsamer wurde und sich ein warmes Gefühl in ihrem Bauch ausbreitete. Ohne es zu wissen, hatte sie gerade ihren Vagusnerv aktiviert und ihrem Darm signalisiert, dass es sicher war, sich zu entspannen.

In den folgenden Wochen ersetzte Clara ihre hastigen Frühstücke durch achtsames Essen. Sie hörte auf, während der Mahlzeiten E-Mails zu prüfen, und kaute langsam, während sie jeden Geschmack bewusst wahrnahm. Morgens trank sie Kurkumatee, mittags aß sie Lachs und grünes Blattgemüse, und nach der Arbeit machte sie beruhigende Spaziergänge statt noch mehr Kaffee zu trinken. Allmählich verschwand das Brennen in ihrem Magen, ihre Energie kehrte zurück, und ihr Geist fühlte sich klarer an als seit Jahren.

Eines Nachmittags, nach Monaten der Veränderung, schrieb Clara in ihr Tagebuch: „Mein Darm war früher mein Feind. Jetzt ist er mein Lehrer." Sie erkannte, dass jeder Moment der Anspannung, jede Panik vor einer Deadline und jede schlaflose Nacht eine Botschaft ihres Körpers gewesen war – ein Ruf nach Ruhe. Ihr Darm war nicht kaputt; er bat um Frieden.

Monate später sprach Clara bei einer Gesundheitsveranstaltung und erzählte ihre Geschichte. „Ich dachte früher, Heilung hätte mit Medikamenten und Diäten zu tun", sagte sie dem Publikum. „Doch die größte Medizin war zu lernen zu atmen, zu vergeben und zu ruhen." Der Raum wurde still, als sie fortfuhr: „Als ich meinen Geist beruhigte, hörte mein Darm endlich auf zu schreien."

Claras Weg wurde zu einem lebendigen Beweis dafür, dass Darm und Gehirn Spiegel voneinander sind. Ihre Heilung kam nicht davon, mehr zu tun, sondern davon, weniger zu tun. In der Stille, die sie früher gefürchtet hatte, entdeckte sie die Intelligenz ihres eigenen Körpers – eine Intelligenz, die leise spricht, durch Ruhe, Gleichgewicht und Vertrauen.

Kapitel 4: Achtsames Essen — Die Wiederverbindung von Gedanken, Emotionen und Verdauung

Die meisten Menschen essen automatisch. Sie essen beim Autofahren, beim Scrollen, während eines Streits oder bei der Arbeit – kaum bewusst darüber, was tatsächlich in ihren Mund gelangt. Doch Ihr Verdauungssystem verarbeitet nicht nur Nahrung; es verarbeitet auch Ihren emotionalen und mentalen Zustand während des Essens. Jeder Gedanke, jedes Gefühl und jede Ablenkung beeinflusst, wie Ihr Körper Nährstoffe aufnimmt und sie in Energie umwandelt. Darauf basiert das Konzept des achtsamen Essens – die Praxis, Ihrem Essen, Ihrem Körper und dem gegenwärtigen Moment volle Aufmerksamkeit zu schenken.

Das menschliche Gehirn beginnt mit der Verdauung lange bevor Sie den ersten Bissen nehmen. Der Anblick, der Geruch und sogar die Erwartung von Nahrung lösen eine Kaskade von Signalen aus, die vom Gehirn zum Magen gesendet werden und ihn darauf vorbereiten, Nahrung aufzunehmen. Dies wird als die kephale Phase der Verdauung bezeichnet und kann bis zu 30 % der Verdauungseffizienz ausmachen. Wenn Sie jedoch gestresst, wütend oder abgelenkt essen, überspringt Ihr Gehirn diese Phase – Ihr Magen produziert weniger Säure, Ihr

Darm nimmt weniger Nährstoffe auf, und Ihr Verdauungssystem hat Schwierigkeiten, die Nahrung richtig zu zerlegen. Mit der Zeit führt dies zu Blähungen, Gasbildung, Müdigkeit und Nährstoffmangel.

Achtsames Essen verändert dieses Muster, indem es jede Mahlzeit in einen Moment der Präsenz und Dankbarkeit verwandelt. Es lehrt Sie, nicht nur zum Überleben zu essen, sondern auch zur Verbindung. Bevor Sie essen, halten Sie kurz inne. Schauen Sie Ihr Essen an. Riechen Sie daran. Nehmen Sie die Farben, Texturen und Aromen bewusst wahr. Sagen Sie innerlich ein leises Dankeschön – den Bauern, der Erde, dem Wasser und auch sich selbst für die Mühe, die Nahrung auf Ihren Teller gebracht zu haben. Dieser einfache Moment aktiviert Ihr parasympathisches Nervensystem und versetzt Ihren Körper in den „Ruhe-und-Verdauen"-Modus.

Wenn Sie langsam kauen und zwischen den Bissen tief atmen, senden Sie Sicherheitssignale an Ihr Gehirn, das wiederum Ihrem Darm signalisiert, sich zu entspannen und Verdauungsenzyme freizusetzen. Dadurch verlangsamt sich der gesamte Prozess, und Ihr Körper erhält genügend Zeit, ein natürliches Sättigungsgefühl zu registrieren, was übermäßiges Essen reduziert. Studien zeigen, dass Menschen, die achtsam essen, eine bessere Blutzuckerregulation, weniger Entzündungen und eine stabilere emotionale Verfassung haben. Das liegt daran, dass achtsames Essen nicht nur eine Ernährungsstrategie ist, sondern auch eine Form des neuronalen Trainings, die Gehirn und Körper in Einklang bringt.

Achtsames Essen stellt auch Ihre Beziehung zum Essen wieder her – weg von Kontrolle hin zu Kooperation. Anstatt Lebensmittel als „gut" oder „schlecht" zu bewerten, lädt diese Praxis zur Neugier ein. Fragen Sie sich: Wie fühle ich mich eine Stunde nach dieser Mahlzeit? Bin ich energiegeladen, müde oder ruhig? Dieses Bewusstsein macht jede Mahlzeit zu einer Rückmeldung. Es lehrt Sie, auf die Weisheit Ihres Darms zu hören – jene sanfte Intuition, die schon immer wusste, was Ihr Körper braucht.

Um zu beginnen, schaffen Sie ein tägliches Ritual rund um Ihre Mahlzeiten. Setzen Sie sich ohne Bildschirme hin. Nehmen Sie drei tiefe Atemzüge, bevor Sie anfangen. Kauen Sie jeden Bissen langsam und achten Sie bewusst auf Geschmack und Textur. Halten Sie auf halber Strecke kurz inne und spüren Sie in Ihren Körper hinein. Sind Sie noch hungrig oder essen Sie nur aus Gewohnheit weiter? Beenden Sie Ihre Mahlzeit mit einem Moment der Dankbarkeit. Diese kleinen Handlungen mögen simpel erscheinen, doch sie verändern mit der Zeit die Verdrahtung Ihres Gehirns. Durch achtsames Essen lehren Sie Ihr Nervensystem, dass Nahrung sicher ist, das Leben reich ist und Ihr Körper Ihnen wieder vertrauen kann.

Wenn Gedanken, Emotionen und Nahrung harmonisch zusammenfließen, wird Verdauung mühelos. Der Darm muss nicht länger um Aufmerksamkeit kämpfen – er gedeiht in ruhiger Bewusstheit. Jede Mahlzeit wird nicht nur zu einem Akt des Essens, sondern zu einer Form der Meditation – einem Dialog zwischen Ihrer inneren und äußeren Welt.

Keine Diäten mehr für Sofia

Sofia hatte den größten Teil ihres Erwachsenenlebens mit Diäten verbracht. Low-Carb, intermittierendes Fasten, Saftkuren – sie hatte alles ausprobiert. Jeder neue Plan brachte kurzfristige Ergebnisse und langfristige Erschöpfung. Sie lebte nach Essensregeln statt nach ihrem Hunger, und die Schuldgefühle nach jedem „Cheat Day" verstärkten nur ihre Angst. Ihr Körper befand sich ständig im Kampf mit ihrem Geist.

Eines Nachmittags, während sie durch Wellnessartikel scrollte, stieß sie auf einen Satz, der sie innehalten ließ: „Die Art, wie du isst, ist die Art, wie du lebst." Diese Worte trafen sie tief. Sie erkannte, dass sie durch alles im Leben hetzte – nicht nur durch ihre Mahlzeiten. An diesem Abend setzte sie sich zum ersten Mal seit langer Zeit bewusst an ihren

Küchentisch, mit gedimmtem Licht und ihrem Telefon in einem anderen Raum.

Sie nahm einen tiefen Atemzug, bevor sie den ersten Bissen nahm. Der Duft des Essens erfüllte ihre Sinne auf eine Weise, die sie seit Jahren nicht mehr bemerkt hatte. Sie kaute langsam und ließ die Aromen sich entfalten, während sie spürte, wie sich ihr Körper mit jedem Ausatmen entspannte. Etwas in ihr veränderte sich – sie fühlte Frieden statt Druck. Zum ersten Mal seit Jahrzehnten aß sie ohne Schuldgefühle oder Ablenkung.

In den folgenden Wochen machte Sofia Achtsamkeit zu einem festen Ritual. Sie hörte auf, beim Essen mehrere Dinge gleichzeitig zu tun, begann häufiger zu kochen und führte ein Tagebuch darüber, wie verschiedene Lebensmittel sie fühlen ließen. Sie entdeckte Muster, die ihr zuvor nie aufgefallen waren: Manche Speisen gaben ihr Energie und Klarheit, während andere Müdigkeit und Reizbarkeit verursachten. Ihre Magenschmerzen verschwanden. Ihre Stimmung stabilisierte sich. Sogar ihr Verhältnis zu ihrem eigenen Spiegelbild begann zu heilen.

Eines Abends lud sie ihre beste Freundin zum Abendessen ein und erzählte von ihrer Entdeckung. „Früher habe ich gegessen, als würde ich mich selbst bestrafen“, gestand sie. „Heute esse ich, als würde ich meinem Körper für alles danken, was er für mich getan hat.“ Ihre Freundin lächelte und bemerkte, wie entspannt und strahlend Sofia geworden war.

Monate später wurde Sofia klar, dass achtsames Essen mehr als nur eine Gewohnheit geworden war – es war eine neue Lebensweise. Sie jagte keinen Diäten oder Trends mehr hinterher. Sie stand in einem Dialog mit ihrem Körper, hörte zu und reagierte mit Mitgefühl. Jede Mahlzeit wurde zu einem Moment der Verbindung – mit ihrer Nahrung, ihren Emotionen und dem gegenwärtigen Augenblick.

An einem stillen Morgen, als Sonnenlicht ihre Küche erfüllte, flüsterte Sofia eine einfache Wahrheit, die sie Jahre gebraucht hatte zu lernen: „Frieden kommt nicht davon, was ich esse. Er kommt davon, wie ich esse.“

In diesem Moment war ihre Heilung vollständig – nicht weil sie die perfekte Diät gefunden hatte, sondern weil sie sich selbst endlich am Tisch wiedergefunden hatte.

Kapitel 5: Der emotionale Bauplan des Darms — Wie Gefühle die Verdauung beeinflussen

Emotionen sind keine abstrakten Erfahrungen, die nur im Geist existieren – sie sind physische Signale, die sich durch den Körper bewegen und den Rhythmus Ihres Herzschlags, den Tonus Ihrer Muskeln und den Ablauf Ihrer Verdauung beeinflussen. Besonders der Darm wirkt wie ein Spiegel emotionaler Wahrheit. Er zieht sich zusammen, wenn Sie Angst fühlen, entspannt sich, wenn Sie Liebe empfinden, und verkrampft sich, wenn Sie Schuld oder Scham erleben. Das ist keine poetische Metapher – es ist Biologie.

Der Darm ist mit mehr als 100 Millionen Neuronen ausgekleidet, die als enterisches Nervensystem bekannt sind und oft als „zweites Gehirn" bezeichnet werden. Diese Nervenzellen produzieren und reagieren auf dieselben Neurotransmitter, die auch im Gehirn vorkommen: Serotonin, Dopamin und GABA. Jede Emotion löst eine chemische Reaktion aus, die über den Vagusnerv zu Ihrem Darm gelangt. Mit der Zeit können chronisch negative Emotionen – wie Groll, Trauer oder Angst – das Gleichgewicht des Darms stören und Symptome wie Verstopfung, Reizdarmsyndrom (IBS) oder Nahrungsmittelunverträglichkeiten verursachen.

Wenn Sie Emotionen unterdrücken, anstatt sie auszudrücken, verschwinden sie nicht – sie verlagern sich. Viele Menschen spüren ihre Gefühle im Magen, noch bevor sie sie im Geist benennen können. Dieses Knoten im Bauch vor einem unangenehmen Gespräch oder der Verlust des Appetits bei Herzschmerz ist die Art Ihres Körpers, unausgesprochene Gefühle zu verarbeiten. Das Problem entsteht, wenn diese Gefühle immer wieder ignoriert werden. Dann beginnt der Körper, „lauter zu sprechen" – durch Unwohlsein und Krankheit.

Die Heilung des emotionalen Bauplans Ihres Darms beginnt mit Bewusstsein. Achten Sie darauf, wie Ihr Körper auf verschiedene Gefühle reagiert. Zieht sich Ihr Magen bei Stress zusammen? Haben Sie Heißhunger auf bestimmte Lebensmittel, wenn Sie sich einsam fühlen? Verbessert sich Ihre Verdauung, wenn Sie entspannt sind? All dies sind Botschaften Ihres zweiten Gehirns. Wenn Sie lernen, sie zu entschlüsseln, verwandeln Sie Unwohlsein in Orientierung.

Eine kraftvolle Methode, gespeicherte Emotionen aus dem Darm zu lösen, sind somatische Praktiken – Methoden, die Bewegung, Atmung und Aufmerksamkeit nutzen, um eine Verbindung zum Körper herzustellen. Versuchen Sie, eine Hand auf Ihren Bauch zu legen und langsam hineinzuatmen, während Sie sich vorstellen, wie sich mit jedem Einatmen die

Muskeln um Ihren Magen entspannen. Sanfte Bauchmassagen, Yoga-Drehungen und sogar Summen können den Vagusnerv stimulieren und den emotionalen Fluss wiederherstellen. Schreiben, sprechen oder weinen kann ebenfalls helfen, den emotionalen „Verkehr" im Darm zu lösen.

Ebenso wichtig ist Selbstmitgefühl. Viele Menschen tragen emotionale Lasten in ihrem Verdauungssystem, die aus Jahren von Schuldgefühlen oder Selbstkritik entstanden sind. Sich selbst zu vergeben – Urteile loszulassen und den inneren Dialog zu beruhigen – beruhigt sowohl das Nervensystem als auch das Verdauungssystem. Denken Sie daran: Jede Emotion hat ein biologisches Echo. Liebe und Akzeptanz setzen Oxytocin und Serotonin frei, die den Darm entspannen, während Wut und Angst ihn anspannen. Indem Sie Ihre Beziehung zu Ihren Emotionen verändern, können Sie buchstäblich verändern, wie Ihr Körper das Leben „verdaut".

Der Darm verdaut nicht nur Nahrung – er verdaut Erfahrungen. Jedes Wort, jeder Gedanke und jedes Gefühl wird Teil Ihrer inneren Chemie. Wenn Sie emotionale Ehrlichkeit und Selbstfreundlichkeit praktizieren, nähren Sie Ihren Körper mit Frieden. Heilung beginnt nicht, wenn Sie Ihre Emotionen kontrollieren, sondern wenn Sie lernen, ihnen als weisen Botschaftern aus Ihrem Inneren zuzuhören.

Daniel und sein Magen

Daniel war immer stolz darauf gewesen, stark zu sein. In einer Familie aufgewachsen, in der Disziplin wichtiger war als Gefühlsausdruck, lernte er früh, seine Emotionen zu kontrollieren. Als sein Vater plötzlich starb, begrub Daniel seine Trauer unter Arbeit und Verantwortung. Doch im Laufe der Monate begann er unter starken Magenschmerzen zu leiden. Zunächst hielt er es für Stress oder eine schlechte Ernährung. Doch egal, was er aß oder wie viel er sich ausruhte, der Schmerz blieb.

Eines Tages, während eines besonders schlimmen Schmerzanfalls, schlug ein Freund etwas Ungewöhnliches vor: „Vielleicht ist es nicht dein Magen. Vielleicht ist es deine Traurigkeit.“ Diese Idee traf ihn wie ein Blitz. Er hatte seit Jahren nicht mehr geweint – nicht als sein Vater starb, nicht nach gescheiterten Beziehungen, nicht einmal in Momenten tiefer Einsamkeit. In dieser Nacht, unfähig zu schlafen, legte er seine Hand auf seinen Bauch und flüsterte: „Was versuchst du mir zu sagen?“

Die Tränen kamen ohne Vorwarnung. Erinnerungen überfluteten ihn – Momente, die er sich nie erlaubt hatte zu fühlen. Stundenlang weinte er, sein Körper zitterte, während sich sein Bauch mit jedem Schluchzen entspannte. Als die

Welle schließlich nachließ, füllte unerwarteter Frieden den Raum, der zuvor vom Schmerz besetzt gewesen war. In dieser Nacht schlief er zum ersten Mal seit Wochen ohne Beschwerden ein.

In den folgenden Tagen begann Daniel ein stilles Ritual. Jeden Morgen setzte er sich zehn Minuten lang in die Stille, legte eine Hand auf seinen Bauch und fragte sich: Welche Emotion trage ich heute in mir? An manchen Tagen war es Frustration, an anderen Einsamkeit. Er hörte auf, diese Gefühle zu unterdrücken, und ließ sie stattdessen durch sich hindurchziehen wie Wetter – vorübergehend, aber real.

Mit den Wochen verbesserte sich seine Verdauung dramatisch. Der stechende Schmerz verschwand und wurde zu einer fernen Erinnerung. Er bemerkte, dass er Lebensmittel essen konnte, die ihm früher Probleme bereitet hatten. Auch seine Energie kehrte zurück. Es war, als hätte sein Darm endlich gelernt zu vertrauen, weil er seinen Emotionen erlaubt hatte, zu existieren.

Monate später erzählte Daniel seine Geschichte in einer kleinen Selbsthilfegruppe. „Ich dachte immer, Stärke bedeutet Schweigen“, sagte er. „Aber wahre Stärke bedeutet, alles zu fühlen und trotzdem aufrecht zu stehen.“ Die anderen nickten, viele mit Tränen in den Augen.

In dieser Nacht, als Daniel nach Hause ging, blickte er zu den Sternen hinauf und lächelte. Er erkannte, dass sein Darm ihn nie verraten hatte – er war sein treuester Lehrer gewesen, der seinen Schmerz getragen hatte, bis er bereit war, ihm ins Gesicht zu sehen. Zum ersten Mal in seinem Leben fühlte Daniel sich nicht nur emotional leichter – er fühlte sich wirklich, körperlich frei.

Kapitel 6: Die Neuprogrammierung der Darm–Gehirn-Achse durch Neuroplastizität

Ihr Darm und Ihr Gehirn stehen in ständigem Austausch, doch das Faszinierendste daran ist, dass diese Kommunikation neu verdrahtet werden kann. So wie Ihr Gehirn neue neuronale Verbindungen als Reaktion auf wiederholte Gedanken oder Erfahrungen bildet, kann sich auch die Darm–Gehirn-Achse anpassen, heilen und weiterentwickeln. Dieser Prozess – bekannt als Neuroplastizität – beschreibt die erstaunliche Fähigkeit des Gehirns, seine Verbindungen neu zu gestalten und dadurch neue Gewohnheiten des Denkens, Fühlens und sogar der Verdauung zu entwickeln.

Über Jahrzehnte hinweg glaubten Wissenschaftler, dass das Gehirn eines Menschen im Erwachsenenalter weitgehend festgelegt sei. Doch heute zeigt die Forschung, dass jede Erfahrung – alles, was Sie denken, essen und fühlen – die Struktur und Chemie Ihres Nervensystems verändert. Wenn Sie Ihrem Körper wiederholt Stresssignale senden, verstärken sich neuronale Schaltkreise, die Spannung, Angst und Entzündung fördern. Wenn Sie hingegen Signale von Ruhe, Sicherheit und Dankbarkeit senden, beginnen Gehirn und

Darm anders zu kommunizieren und sich in Richtung Gleichgewicht und Heilung zu bewegen.

Neuroplastizität in der Darm–Gehirn-Achse wirkt über drei zentrale Wege: Gedanken, Empfindungen und Gewohnheiten. Jeder positive Gedanke, den Sie verstärken, erzeugt eine biochemische Welle, die über den Vagusnerv Ihren Darm erreicht. Jedes Mal, wenn Sie sich vor dem Essen entspannen oder bewusst tief atmen, anstatt aus Angst zu reagieren, lehren Sie Ihrem Nervensystem, dass das Leben sicher ist. Mit der Zeit trainiert dies sowohl Ihren Geist als auch Ihr Mikrobiom, harmonisch statt chaotisch zu funktionieren.

Praktische Übungen zur Neuprogrammierung der Darm–Gehirn-Achse beginnen mit Bewusstsein. Beobachten Sie zunächst Ihre gewohnten Reaktionen auf Stress oder Unwohlsein. Spannen Sie Ihren Bauch an? Halten Sie den Atem an? Greifen Sie automatisch nach Nahrung? Allein das Beobachten dieser Muster aktiviert den präfrontalen Kortex – den bewussten Teil Ihres Gehirns, der automatische Reaktionen übersteuern kann. Sobald Ihnen diese Muster bewusst werden, können Sie neue Entscheidungen einführen: langsames Atmen, positive Selbstgespräche, Dankbarkeit oder achtsames Essen. Diese kleinen Momente bewusster Veränderung formen Ihre neuronalen Landkarten neu.

Visualisierung ist ein weiteres kraftvolles Werkzeug. Stellen Sie sich Ihren Darm als ein lebendiges, gesund strahlendes Ökosystem vor. Stellen Sie sich eine klare Kommunikation zwischen Ihrem Geist und Ihrem Körper vor – Licht, das entlang des Vagusnervs fließt und jeden Muskel auf seinem Weg entspannt. Die Neurowissenschaft hat gezeigt, dass Visualisierung dieselben neuronalen Netzwerke aktiviert wie reale Erfahrungen. Indem Sie Heilung visualisieren, geben Sie Ihrem Gehirn die Anweisung, sie zu erschaffen.

Mit der Zeit verfestigen sich diese neuen mentalen und körperlichen Muster. Der Vagusnerv wird reaktionsfähiger, Entzündungen nehmen ab, und Ihr Mikrobiom stabilisiert sich. Sie werden bemerken, dass Ihre Gedanken leichter werden, Ihre Verdauung ruhiger verläuft und Ihre Emotionen stabiler sind. Das ist kein Zufall – es ist Ihr Nervensystem, das eine neue Verdrahtung integriert.

Die Heilung der Darm–Gehirn-Achse bedeutet nicht, Ihren Körper zu zwingen, sich anders zu verhalten. Es bedeutet, ihm durch Wiederholung Sicherheit beizubringen. So wie negative Erfahrungen Angst programmieren, programmieren positive Erfahrungen Frieden. Indem Sie Ihren Körper mit nährender Nahrung, Ihren Geist mit friedlichen Gedanken und Ihr Nervensystem mit ruhigen Rhythmen versorgen, gestalten Sie Ihre Biologie für langfristige Gesundheit neu. Neuroplastizität gibt Ihnen die Macht, Ihre Geschichte von innen heraus neu zu schreiben – ein Gedanke, eine Mahlzeit, ein Atemzug nach dem anderen.

Amaras neue Routine

Amara lebte jahrelang mit der Diagnose Reizdarmsyndrom. Ihr Leben drehte sich darum, Symptome zu kontrollieren – Lebensmittel zu verfolgen, Medikamente bei sich zu tragen und soziale Abendessen zu vermeiden. Jeder neue Schub ließ sie ängstlich und erschöpft zurück. „Das ist einfach mein Darm“, sagte sie oft mit einem gezwungenen Lächeln zu Freunden. Doch tief in ihrem Inneren fürchtete sie, ihr Körper sei kaputt.

Eines Abends, nach einer weiteren schlaflosen Nacht voller Schmerzen, beschloss sie, ihre Heilung anders anzugehen. Sie hatte einen Artikel über Neuroplastizität gelesen – darüber, wie sich das Gehirn durch Wiederholung und Gedanken neu verdrahten kann. „Wenn mein Gehirn Angst lernen kann“, dachte sie, „kann es auch Frieden lernen.“ In dieser Nacht legte sie ihre Hand auf ihren Bauch und flüsterte: „Jetzt sind wir sicher.“

Am nächsten Morgen begann Amara eine einfache Praxis. Vor jeder Mahlzeit schloss sie die Augen und stellte sich vor, wie Licht von ihrem Gehirn über ihren Hals, durch ihre Brust und in ihren Darm fließt. Sie stellte sich vor, wie sich ihre Därme entspannen und ihre Verdauung leicht und fließend funktioniert. Fünf Minuten lang tat sie dies vor jeder Mahlzeit. Zuerst fühlte es sich ein wenig albern an – doch gleichzeitig beruhigte es sie. Innerhalb einer Woche nahm ihr Blähbauch ab, und sie begann wieder durchzuschlafen.

Ermutigt fügte sie Atemübungen zu ihrer Routine hinzu. Immer wenn sie spürte, dass Angst aufstieg, atmete sie vier Sekunden lang ein und sechs Sekunden lang aus und stellte sich vor, wie ihr Bauch mit jedem Atemzug weicher wurde. Jedes Mal, wenn sie Ruhe statt Panik wählte, trainierte sie ihr Gehirn und ihren Darm, anders zu reagieren.

Monate vergingen, und Amaras Körper begann, ihre Gedanken widerzuspiegeln. Ihre Verdauung wurde stabil, ihre Energie lebendig. Die Angst, die früher jede Mahlzeit begleitet hatte, löste sich auf. Eines Nachmittags, nach einem entspannten Mittagessen mit Freunden, bemerkte sie plötzlich etwas Erstaunliches: Sie hatte nicht ein einziges Mal an ihren Magen gedacht – ein kleines Wunder in ihrer früheren Welt.

An diesem Abend schrieb sie in ihr Tagebuch: „Früher hat mein Darm meine Angst widergespiegelt. Heute spiegelt er meinen Frieden wider.“ Sie erkannte, dass ihr Körper nie ihr

Feind gewesen war – er hatte lediglich den Anweisungen ihrer Gedanken gefolgt.

Ein Jahr später erzählte Amara ihre Geschichte bei einem Gesundheitsretreat. „Heilung bedeutet nicht Perfektion“, sagte sie leise. „Es bedeutet Wiederholung. Je öfter ich meinem Körper gesagt habe, dass er sicher ist, desto mehr hat er mir geglaubt.“ Ihr Publikum hörte still zu, viele mit Tränen in den Augen.

Zum ersten Mal verstand Amara die wahre Bedeutung der Verbindung zwischen Geist und Körper: Ihre Gedanken sind keine Passagiere – sie sind Baupläne. Indem sie die Botschaften veränderte, die sie ihrem Darm schickte, hatte sie ihre Gesundheit neu geschrieben.

Kapitel 7: Der Vagusnerv – Der natürliche Heilungsschalter Ihres Körpers

Der Vagusnerv ist einer der mächtigsten Heilmechanismen im menschlichen Körper, doch die meisten Menschen haben noch nie von ihm gehört. Er erstreckt sich vom Hirnstamm über den Hals, das Herz und die Lungen bis hinunter in den Magen und die Därme und bildet die wichtigste Brücke zwischen Geist und Körper. Das Wort „Vagus" stammt aus dem Lateinischen und bedeutet „wandernd", und tatsächlich wandert dieser Nerv durch den Körper und berührt auf seinem Weg nahezu jedes wichtige Organ. Er ist die Hauptstraße, über die Gehirn und Darm miteinander kommunizieren.

Der Vagusnerv steuert das parasympathische Nervensystem, das für Ruhe, Verdauung und Regeneration verantwortlich ist. Wenn er aktiviert wird, verlangsamt sich Ihre Herzfrequenz, Ihr Blutdruck sinkt, Ihre Muskeln entspannen sich, und Verdauungsenzyme werden aktiviert. Es ist das Signal Ihres Körpers, dass Sie sicher sind. Leider schwächen chronischer Stress, Traumata, schlechte Ernährung und Schlafmangel diesen Nerv, wodurch der Körper im Kampf-oder-Flucht-Modus gefangen bleibt. In diesem Zustand wird Ihr System mit Cortisol und Entzündungen überschwemmt, was Ihren Darm in einem Kreislauf des Ungleichgewichts hält.

Zu lernen, wie man den Vagusnerv stimuliert, ist eine der effektivsten Möglichkeiten, Ruhe wiederherzustellen, Entzündungen zu reduzieren und die Verdauung zu verbessern. Eine einfache, aber kraftvolle Methode ist die tiefe Zwerchfellatmung. Wenn Sie langsam und tief atmen und dabei Ihren Bauch ausdehnen, senden Sie Sicherheitssignale an Ihr Gehirn. Das Gehirn weist daraufhin den Darm an, sich zu entspannen und seine normale Funktion wieder aufzunehmen. Bereits fünf Minuten langsames, rhythmisches Atmen können Stresshormone reduzieren und die Darmbewegung verbessern.

Eine weitere wirksame Technik ist Summen oder Singen. Die Vibrationen der Stimmbänder stimulieren den Vagusnerv, da er in der Nähe des Halses verläuft. Singen, Summen oder sogar das sanfte Aussprechen von „Om“ für einige Minuten am Tag kann die parasympathische Reaktion aktivieren. Auch Kältereize – wie kaltes Wasser ins Gesicht zu spritzen oder kurze kühle Duschen zu nehmen – trainieren den Vagusnerv, sich an Stress anzupassen. Mit der Zeit erhöht sich dadurch Ihr Vagotonus, also die Fähigkeit des Nervs, Entspannung zu regulieren.

Auch die Ernährung beeinflusst die Gesundheit des Vagusnervs. Omega-3-Fettsäuren, Probiotika und Polyphenole (die in Lebensmitteln wie Olivenöl, Blaubeeren und grünem Tee vorkommen) unterstützen die Nervenfunktion und reduzieren Entzündungen. Doch vielleicht der stärkste Aktivator überhaupt sind Dankbarkeit und Mitgefühl. Positive Emotionen erzeugen biochemische Prozesse, die die neuronale Kommunikation zwischen Gehirn und Darm stärken und eine Rückkopplungsschleife des Wohlbefindens schaffen.

Sie können Ihren Fortschritt an körperlichen Signalen erkennen – einem ruhigeren Herzschlag, stabiler Verdauung, tieferem Schlaf und weniger ängstlichen Gedanken. Das ist die Sprache des Vagusnervs, die Ihnen sagt, dass Heilung stattfindet. Wenn Ihr Vagusnerv gut funktioniert, synchronisiert sich Ihr gesamtes System. Ihr Herz schlägt rhythmisch, Ihr Darm verdaut mühelos, und Ihr Geist fühlt sich geerdet. Sie reagieren nicht mehr nur auf das Leben – Sie antworten ihm mit Gelassenheit.

Heilung über den Vagusnerv bedeutet nicht, etwas völlig Neues hinzuzufügen – es bedeutet, zu etwas Natürlichem zurückzukehren. Es erinnert daran, dass Frieden Ihr ursprünglicher Zustand ist, verborgen unter dem Lärm von Stress. Sobald Sie lernen, diesen inneren Heilungsschalter zu aktivieren, beginnt Ihr Körper, sich selbst zu regulieren und jedes Organ, jedes Hormon und jeden Gedanken wieder in Harmonie zu bringen.

Mayas Geschichte

Maya war schon immer ein ängstlicher Mensch gewesen. Seit ihrer Kindheit lebte sie mit einem ständigen Gefühl der Dringlichkeit – als könnte jederzeit etwas Schlimmes passieren, wenn sie nur einen Moment langsamer wurde. Als Erwachsene zeigte sich diese Angst körperlich. Ihre Verdauung war unberechenbar, ihre Atmung flach, ihr Schlaf unruhig. „Ich kann einfach nicht entspannen", sagte sie oft. „So bin ich eben."

Eines Nachmittags, nach einer weiteren Panikattacke, besuchte Maya eine ganzheitliche Therapeutin. Diese hörte ihr ruhig zu und fragte dann: „Wissen Sie, was der Vagusnerv ist?" Maya schüttelte den Kopf. Die Therapeutin lächelte und gab ihr eine einfache Aufgabe: „Atmen Sie langsam. Jeden Tag. Mehr nicht."

Skeptisch, aber verzweifelt, begann Maya noch am selben Abend. Sie setzte sich aufrecht hin, schloss die Augen und atmete tief durch die Nase ein, ließ ihren Bauch sich heben und atmete langsam durch den Mund wieder aus. Die ersten Atemzüge fühlten sich seltsam an – ihr Geist raste und ihre Brust war angespannt. Doch sie machte weiter. Nach fünf

Minuten veränderte sich etwas. Ihr Herzschlag verlangsamte sich. Ihr Magen entspannte sich. Zum ersten Mal seit Jahren fühlte sie, wie ihr Körper erleichtert ausatmete.

Sie begann täglich zu üben und fügte ihrem Atem sanftes Summen hinzu – manchmal beim Autofahren oder beim Kochen. Innerhalb einer Woche bemerkte sie, dass sich ihre Verdauung verbesserte. Die Knoten in ihrem Magen lösten sich, und ihr Appetit kehrte zurück. Sie begann wieder ohne Medikamente durchzuschlafen. Ihre Therapeutin erklärte ihr, dass sich ihr Vagotonus verbesserte – ihr Nervensystem erinnerte sich daran, wie man entspannt.

Ermutigt erweiterte Maya ihre Rituale. Sie beendete ihre Duschen mit dreißig Sekunden kaltem Wasser, machte abendliche Spaziergänge statt auf ihr Handy zu schauen und begann, ein Dankbarkeitstagebuch zu führen. Jedes Mal, wenn sie etwas aufschrieb, wofür sie dankbar war, spürte sie, wie sich ihr Körper entspannte – als würden ihre Nerven mit Freundlichkeit neu verdrahtet.

Monate später, während eines Besuchs bei ihren Eltern, bemerkte ihre Mutter: „Du wirkst in letzter Zeit so ruhig." Maya lächelte. „Ich habe meinen Schalter gefunden", sagte sie. „Er heißt Vagusnerv."

Ihre Geschichte wurde zum lebendigen Beweis dafür, dass Heilung nicht immer komplexe Behandlungen erfordert – manchmal geht es einfach darum, sich wieder mit dem zu verbinden, was der Körper ohnehin kann. Indem sie lernte zu atmen, zu summen und Dankbarkeit zu fühlen, hatte Maya die natürliche Fähigkeit ihres Körpers zur Heilung geweckt.

Heute, wenn das Leben chaotisch wird, hält sie inne, atmet tief und spürt, wie sich ihr Herzschlag mit ihrem Atem synchronisiert. „Ich bin sicher", flüstert sie – und ihr ganzer Körper stimmt zu. Der Nerv, der einst Panik übermittelte, trägt nun eine neue Botschaft: **Hier lebt Frieden.**

Kapitel 8: Heilung des Immunsystems durch Darmgleichgewicht

Fast 70 % Ihres Immunsystems befinden sich in Ihrem Darm. Die Darmschleimhaut ist mehr als nur eine Verdauungsoberfläche – sie ist eine Festung. Sie beherbergt Billionen von Mikroben, die Immunzellen darin schulen, stärken und anleiten zu erkennen, was bekämpft und was geschützt werden muss. Jede Mahlzeit, jede Emotion und jeder Atemzug sendet Informationen an diese unsichtbare Armee. Wenn Ihr Darm im Gleichgewicht ist, arbeitet Ihr Immunsystem präzise und klar. Wenn Ihr Darm jedoch entzündet oder aus dem Gleichgewicht geraten ist, wird Ihre Immunabwehr verwirrt – sie greift eigene Zellen an oder lässt schädliche Eindringlinge ungehindert passieren.

Das Immunsystem und das Mikrobiom stehen in einem empfindlichen Dialog miteinander. Nützliche Bakterien bringen Ihren Immunzellen Toleranz bei – also die Fähigkeit zu unterscheiden, ob es sich um einen Krankheitserreger oder um harmlose Stoffe wie Nahrung oder Pollen handelt. Dieser Prozess wird Immunmodulation genannt und verhindert Überreaktionen. Wenn das Mikrobiom jedoch durch schlechte Ernährung, Antibiotika oder chronischen Stress an Vielfalt verliert, reagiert das Immunsystem übermäßig stark. Die

Folgen können Allergien, Autoimmunerkrankungen und chronische Müdigkeit sein.

Eine der wirkungsvollsten Methoden zur Stärkung des Immunsystems besteht darin, die Darmbarriere zu reparieren. Die Darmwand besteht aus einer einzigen Zellschicht, deren Zellen durch sogenannte „Tight Junctions" miteinander verbunden sind. Wenn diese durch Entzündungen geschwächt werden, können Giftstoffe in den Blutkreislauf gelangen und ein immunologisches Chaos auslösen – ein Phänomen, das als „Leaky Gut" bekannt ist. Die Heilung dieser Barriere erfordert drei entscheidende Elemente: Ernährung, Ruhe und Beständigkeit.

Ernährung: Essen Sie Lebensmittel, die nützliche Bakterien nähren und Entzündungen reduzieren. Konzentrieren Sie sich auf ballaststoffreiches Gemüse, fermentierte Lebensmittel, Präbiotika wie Knoblauch und Zwiebeln sowie Omega-3-Fettsäuren. Vermeiden Sie übermäßigen Zucker, Alkohol und stark verarbeitete Öle, die schädliche Mikroben fördern und Zellmembranen schädigen.

Ruhe: Chronischer Stress ist einer der größten Störfaktoren für das Gleichgewicht des Immunsystems. Jeder ängstliche Gedanke verengt die Blutgefäße im Darm, reduziert die Durchblutung und beeinträchtigt Reparaturprozesse.

Achtsame Atmung, Meditation und erholsamer Schlaf sind daher entscheidend für die Regulierung des Immunsystems.

Beständigkeit: Die Heilung des Darms braucht Zeit. So wie Muskeln durch Wiederholung stärker werden, baut sich Ihr Mikrobiom durch tägliche Gewohnheiten wieder auf. Das Immunsystem gedeiht durch Rhythmus – regelmäßige Mahlzeiten, stabilen Schlaf und emotionale Balance.

Der Darm produziert außerdem wichtige Immunbotenstoffe, sogenannte kurzkettige Fettsäuren (Short-Chain Fatty Acids, SCFAs), die durch die Fermentation von Ballaststoffen durch gute Bakterien entstehen. Diese SCFAs reduzieren Entzündungen im gesamten Körper – auch im Gehirn. Ohne ausreichend Ballaststoffe werden Ihre Abwehrkräfte schwächer, wodurch Sie anfälliger für Infektionen und Müdigkeit werden.

Die moderne Wissenschaft bestätigt zunehmend, was alte Traditionen schon lange wussten: Ein ruhiger Geist stärkt das Immunsystem. Freude, Dankbarkeit und Liebe setzen chemische Stoffe wie Oxytocin und Serotonin frei, die die Immunaktivität direkt regulieren. Chronischer Groll und Angst hingegen erhöhen Cortisol, das die Produktion weißer Blutkörperchen unterdrückt. Ihre Gedanken werden buchstäblich zu chemischen Anweisungen für Ihr Immunsystem.

Um Ihr Immunsystem zu stärken, müssen Sie Harmonie in Ihrem inneren Ökosystem schaffen. Stellen Sie sich Ihren Körper wie ein Orchester vor – Ihr Mikrobiom sind die Musiker, Ihr Immunsystem ist der Rhythmus, und Ihr Geist ist der Dirigent. Wenn alle drei im Einklang arbeiten, erleben Sie lebendige Gesundheit, stabile Energie und emotionale Widerstandskraft. Die Heilung Ihres Darms bedeutet nicht nur, Krankheiten zu vermeiden – sie schafft die Grundlage für lebenslange Vitalität.

Nun sprechen wir über Elena

Elena hatte jahrelang mit ständigen Erkältungen, Müdigkeit und Nahrungsmittelunverträglichkeiten zu kämpfen. Ihr Immunsystem schien empfindlich zu sein und reagierte auf alles – von Pollen bis zu Parfüm. „Ich bekomme einfach alles, was gerade herumgeht“, sagte sie oft scherzhaft, doch innerlich fühlte sie sich erschöpft. Nach ihrer dritten Krankheit in einem einzigen Winter beschloss sie, tiefer nach den Ursachen zu suchen.

Ihr Arzt erwähnte etwas Unerwartetes: „Der größte Teil Ihres Immunsystems befindet sich in Ihrem Darm.“ Dieser Satz blieb ihr im Kopf. Noch am selben Abend begann sie zu recherchieren und entdeckte das Konzept der Darm-Immunsystem-Verbindung. Die Idee, dass ihre chronische Müdigkeit mit ihrer Verdauung zusammenhängen könnte, faszinierte sie.

Elena begann mit kleinen Schritten. Sie ersetzte zuckerreiche Snacks durch Äpfel und Mandeln, fügte fermentierte Lebensmittel wie Kimchi und Kefir hinzu und reduzierte ihren Koffeinkonsum. Doch sie führte auch eine neue Regel ein – keine Mahlzeiten unter Stress. Vor dem Essen nahm sie einige tiefe Atemzüge und stellte sich vor, wie sich ihr Körper entspannte und die Nahrung willkommen hieß.

Zunächst bemerkte sie kleine Veränderungen: weniger Magenschmerzen, tieferen Schlaf und weniger Blähungen. Dann geschah etwas Bedeutendes – sie wurde nicht mehr krank. Wochen wurden zu Monaten ohne eine einzige Erkältung. Ihre Haut klärte sich, ihre Energie kehrte zurück, und ihre Allergien ließen nach. Sie erkannte, dass die Heilung ihres Darms auch ihr Immunsystem neu trainiert hatte.

Doch vielleicht war die größte Veränderung emotionaler Natur. Elena bemerkte, dass sich ihr Magen zusammenzog und ihre Atmung flacher wurde, wenn sie wütend oder ängstlich war. Sie begann, vor den Mahlzeiten ihre Gedanken aufzuschreiben – ihre Sorgen niederzuschreiben und loszulassen. Schon dieser Akt schien ihre Verdauung zu beruhigen. „Mein Immunsystem hört auf meine Emotionen“, schrieb sie eines Abends. „Wenn ich ruhig bin, werde ich nicht krank.“

Sechs Monate später ging sie erneut zur Kontrolle zu ihrem Arzt. Ihre Blutwerte hatten sich in allen Bereichen verbessert. „Was auch immer Sie tun“, sagte er, „machen Sie weiter so.“ Elena lächelte. Sie nahm keine neuen Medikamente – sie nährte einfach ihr Mikrobiom und kultivierte innere Ruhe.

Rückblickend erkannte sie, dass ihre Heilungsreise nicht darin bestand, Krankheiten zu bekämpfen – sondern darin, ihrem Körper wieder beizubringen, sich selbst zu vertrauen. Ihr Darm, einst eine Quelle von Unwohlsein, war zu ihrem größten Lehrer geworden. Er zeigte ihr, dass Gesundheit nicht die Abwesenheit von Krankheit ist, sondern das Vorhandensein von Gleichgewicht.

Heute beginnt sie jeden Morgen mit Dankbarkeit, einem Glas Wasser mit Zitrone und einigen tiefen Atemzügen. „So spreche ich mit meinem Immunsystem“, sagt sie leise. „Mit Frieden, nicht mit Druck.“

Kapitel 9: Schlaf, zirkadianer Rhythmus und der Reparaturzyklus des Darms

Jede Nacht, während Sie schlafen, treten Ihr Darm und Ihr Gehirn in einen synchronisierten Tanz der Reparatur und Erneuerung ein. Schlaf ist nicht einfach nur Ruhe – er ist ein komplexes biologisches Ritual, das Ihrem Mikrobiom, Ihrem Verdauungssystem und Ihrem Nervensystem erlaubt, sich neu zu regulieren. Während des Tiefschlafs setzt Ihr Körper Wachstumshormone frei, die die Darmschleimhaut reparieren, appetitregulierende Hormone ausbalancieren und Giftstoffe aus dem Gehirn durch einen Prozess namens glymphatische Reinigung entfernen. Ohne regelmäßigen, qualitativ hochwertigen Schlaf gerät dieser empfindliche Reparaturzyklus aus dem Gleichgewicht, wodurch Ihre Verdauung, Ihre Stimmung und Ihr Immunsystem anfälliger werden.

Ihr Darm arbeitet nach einer inneren Uhr, die als zirkadianer Rhythmus bekannt ist. Dieser 24-Stunden-Zyklus steuert alles – von der Produktion von Magensäure bis hin zur Verarbeitung von Nährstoffen durch Ihre Leber. Idealerweise erreicht die Verdauung tagsüber ihren Höhepunkt, wenn Sie aktiv sind, während nachts, wenn Sie ruhen, die Zellreparatur stattfindet. Spätes Essen, Bildschirmlicht und unregelmäßige

Schlafzeiten bringen diesen Rhythmus jedoch durcheinander und führen zu metabolischem Chaos. Studien zeigen, dass gestörte zirkadiane Rhythmen bereits innerhalb weniger Tage die Zusammensetzung des Darmmikrobioms verändern können, wodurch Entzündungen entstehen und das Verlangen nach Zucker und stark verarbeiteten Lebensmitteln steigt.

Schlaf und Darm beeinflussen sich gegenseitig in beide Richtungen. Schlechter Schlaf schwächt das Mikrobiom, und ein unausgeglichenes Mikrobiom stört den Schlaf. Bestimmte Darmbakterien produzieren Vorstufen von Serotonin und Melatonin, die Ihren Schlaf-Wach-Rhythmus regulieren. Wenn schädliche Bakterien dominieren, sinkt die Melatoninproduktion, und Sie fühlen sich möglicherweise unruhig, ängstlich oder können nicht einschlafen. So entsteht ein Teufelskreis – Schlaflosigkeit schädigt die Darmgesundheit, und eine gestörte Darmgesundheit verstärkt Schlafprobleme.

Um dieses Gleichgewicht wiederherzustellen, müssen Sie Ihrem Körper und Ihrem Darm beibringen, wieder einer verlässlichen Routine zu vertrauen. Beginnen Sie damit, Ihren Schlafrhythmus am natürlichen Licht auszurichten. Versuchen Sie, jeden Tag – auch am Wochenende – zur gleichen Zeit aufzustehen und ins Bett zu gehen. Vermeiden Sie schwere Mahlzeiten und Koffein innerhalb von drei Stunden vor dem

Schlafengehen. Beenden Sie Ihren Tag stattdessen mit einem leichten Kräutertee wie Kamille oder Pfefferminze, der die Verdauung beruhigt und Entspannung signalisiert.

Schaffen Sie ein Abendritual, das Ihr parasympathisches Nervensystem aktiviert. Dimmen Sie das Licht eine Stunde vor dem Schlafengehen, atmen Sie langsam oder hören Sie beruhigende Musik. Legen Sie eine Hand auf Ihren Bauch und stellen Sie sich vor, wie sich Ihr Darm entspannt und Spannung loslässt. Diese Praxis signalisiert Ihrem Vagusnerv, dass es Zeit ist, in den „Ruhe-und-Verdauen"-Modus zu wechseln und Ihren Körper auf tiefen, heilenden Schlaf vorzubereiten.

Beachten Sie auch, wie Ihre Gedanken vor dem Einschlafen Ihr Mikrobiom beeinflussen. Wenn Sie wütend, ängstlich oder überreizt schlafen gehen, bleiben Ihre Stresshormone die ganze Nacht über erhöht. Versuchen Sie stattdessen, den Tag mit einem Dankbarkeitstagebuch oder einer kurzen Meditation zu beenden, um Sorgen loszulassen. Diese mentale Ruhe spiegelt sich biologisch wider – das Gehirn senkt den Cortisolspiegel, die Verdauung verlangsamt sich friedlich, und die Darmbakterien wechseln in einen regenerativen Modus.

Wenn Schlaf, Verdauung und zirkadianer Rhythmus im Einklang sind, gedeiht Ihr gesamtes System. Sie wachen energiegeladen auf, Heißhunger verschwindet, Ihr Geist ist klar, und Ihr Darm arbeitet reibungslos. Das Geheimnis liegt nicht darin, länger zu schlafen – sondern klüger zu schlafen, im Einklang mit den natürlichen Rhythmen Ihres Körpers. Wenn Sie diesen Zyklus respektieren, belohnt Ihr Darm Sie jeden Morgen mit Balance, Klarheit und Vitalität.

Das 30-Tage-Experiment

Julian bezeichnete sich selbst immer als Nachtmensch. Seine Abende waren gefüllt mit Bildschirmen, Snacks und endlosem Scrollen. Oft schlief er erst um zwei Uhr morgens ein und schleppte sich dann gerade rechtzeitig zur Arbeit aus dem Bett. Kaffee hielt ihn am Laufen, doch seine Verdauung war ein Chaos – Blähungen, Sodbrennen und Müdigkeit begleiteten ihn jeden Tag. „Ich schlafe, wenn ich tot bin", pflegte er zu scherzen. Doch sein Körper lachte längst nicht mehr.

Eines Morgens, nach einer weiteren unruhigen Nacht, bemerkte Julian dunkle Augenringe und einen dumpfen Schmerz im Magen. Etwas musste sich ändern. Beim Lesen eines Artikels mit dem Titel „Auch dein Darm hat einen Schlafrhythmus" wurde er neugierig. Er hatte Schlaf noch nie mit Verdauung in Verbindung gebracht. An diesem Abend beschloss er, es auszuprobieren.

Er schaltete seine Geräte um 21 Uhr aus, bereitete sich Kamillentee zu und dimmte das Licht. Während er still saß, legte er eine Hand auf seinen Bauch und flüsterte: „Es ist Zeit zu ruhen." Es fühlte sich zunächst ungewohnt an, doch nach wenigen Minuten bemerkte er, wie sein Herzschlag langsamer wurde und seine Atmung tiefer wurde. Zum ersten Mal seit Jahren schlief er vor Mitternacht ein.

Am nächsten Morgen wachte er vor seinem Wecker auf – erholt. Ermutigt begann Julian ein 30-tägiges Experiment: regelmäßiger Schlaf und bewusste Abende. Er ersetzte seine nächtlichen Snacks durch warme Kräutertees, hörte auf, spät schwere Mahlzeiten zu essen, und machte kurze Spaziergänge bei Sonnenuntergang, um seinem Körper zu helfen, zur Ruhe zu kommen.

Nach zwei Wochen begann sich seine Verdauung zu verändern. Die morgendlichen Blähungen verschwanden. Spätabends hatte er keinen Heißhunger mehr auf Zucker. Seine Gedanken fühlten sich klarer an, seine Haut wirkte frischer. Freunde bemerkten, dass er anders aussah – ruhiger, lebendiger.

Eines Abends, während er vor dem Schlafengehen in sein Tagebuch schrieb, erkannte Julian etwas Entscheidendes: „Mein Körper braucht keine Bestrafung. Er braucht

Rhythmus." Ihm wurde klar, dass sein Darm ihm durch Symptome eine Botschaft geschickt hatte – eine Bitte um Beständigkeit und Ruhe.

Drei Monate später sah Julians Leben völlig anders aus. Er brauchte keine mehreren Tassen Kaffee mehr am Tag. Seine Stimmung stabilisierte sich, seine Energie kehrte zurück, und sein Magen fühlte sich ruhig an. Er nannte es seine „Schlaf-Revolution".

Heute, wenn die Sonne abends untergeht, empfindet Julian Dankbarkeit statt Widerstand. Er zündet eine Kerze an, schaltet seine Bildschirme aus und dankt seinem Körper für einen weiteren Tag. „Du hast genug getan", flüstert er. Sein Darm antwortet nicht mit Worten – doch in dieser Stille liegt Harmonie.

Kapitel 10: Der Bauplan der Gehirn–Darm-Verbindung für lebenslange Gesundheit und Harmonie

Inzwischen haben Sie gesehen, dass Gehirn und Darm keine getrennten Systeme sind – sie bilden ein einziges, kontinuierliches Netzwerk aus Kommunikation, Emotion und Intelligenz. Die Gehirn–Darm-Achse bestimmt nicht nur, wie Sie Nahrung verdauen, sondern auch, wie Sie das Leben verarbeiten. Hier werden Gedanken zu Chemie, Emotionen zu Signalen und Gewohnheiten zu Gesundheit. Um dauerhaft in Harmonie zu leben, müssen Sie diese Verbindung als eine heilige Partnerschaft betrachten – indem Sie Geist und Körper gleichermaßen pflegen.

Die Grundlage dauerhafter Gesundheit beginnt mit Bewusstsein. Jeder Gedanke, den Sie denken, und jede Emotion, die Sie fühlen, sendet über den Vagusnerv Anweisungen an Ihren Darm. Wenn Ihr Geist ruhig ist, entspannt sich Ihr Darm; wenn Ihr Geist chaotisch ist, zieht sich Ihr Darm zusammen. Das bedeutet, dass Heilung mit Selbstbeobachtung beginnt – mit dem Erkennen der Momente, in denen Stress die Kontrolle übernimmt, und der bewussten Entscheidung für Ruhe. Bewusstsein verwandelt automatische Reaktionen in bewusste Antworten und erlaubt es Gehirn und Darm, sich wieder zu synchronisieren.

Ein ausgeglichenes Darmökosystem wirkt wie ein Dirigent für Ihre gesamte Biologie. Es steuert das Immunsystem, stabilisiert Hormone und kommuniziert mit Ihrem Gehirn über Neurotransmitter wie Serotonin und Dopamin. Dieses Gleichgewicht zu erhalten erfordert Beständigkeit – regelmäßige Mahlzeiten, erholsamen Schlaf, ausreichende Flüssigkeitszufuhr und nährstoffreiche Lebensmittel, die Ihr Mikrobiom unterstützen. Es geht nicht um Perfektion, sondern um Rhythmus. Der Darm gedeiht durch Vorhersehbarkeit, und jeder Tag mit ausgewogenen Gewohnheiten stärkt Ihre innere Harmonie.

Ebenso wichtig ist Ihre emotionale Umgebung. Die Gedanken, mit denen Sie Ihren Körper „füttern“, sind genauso bedeutend wie die Lebensmittel, die Sie essen. Dankbarkeit, Liebe, Lachen und Frieden sind kraftvolle Heilkräfte, weil sie Cortisol reduzieren, die Durchblutung verbessern und die parasympathische Reaktion aktivieren. Jede positive Emotion, die Sie erzeugen, lehrt Ihren Darm zu vertrauen und mühelos zu funktionieren. Im Gegensatz dazu verengen anhaltende Wut, Angst und Schuldgefühle Ihr Nervensystem, hemmen die Verdauung und fördern Entzündungen. Wenn Sie lernen, Ihre Emotionen täglich zu verarbeiten und loszulassen – durch

Atmung, Schreiben oder Bewegung – bleibt Ihr System flexibel und ausgeglichen.

Um die Harmonie zwischen Gehirn und Darm zu erhalten, können Sie das sogenannte **„Heilungsdreieck"** praktizieren – Achtsamkeit, Bewegung und Mikrobiompflege:

Achtsamkeit: Beginnen und beenden Sie jeden Tag in Stille. Schon fünf Minuten tiefe Atmung oder Meditation können Ihr Nervensystem ausrichten.

Bewegung: Körperliche Aktivität verbessert die Durchblutung des Darms, setzt Endorphine frei und stärkt die neuronale Kommunikation sowie die Verdauung.

Mikrobiompflege: Essen Sie eine Vielfalt pflanzlicher Lebensmittel, fermentierter Produkte und ballaststoffreicher Nahrung, um die mikrobielle Vielfalt zu erhalten.

Mit der Zeit erzeugen diese drei Säulen einen Zustand neuronaler Kohärenz – eine harmonische Abstimmung zwischen Herz, Gehirn und Darm. In diesem Zustand werden Entscheidungen klarer, Emotionen stabiler und Energie reichlicher. Heilung fühlt sich nicht mehr wie Anstrengung an; sie wird zu Ihrem natürlichen Rhythmus.

Denken Sie daran: Die Verbindung zwischen Gehirn und Darm ist nichts, das man einmal „repariert" – sie ist etwas, das man ein Leben lang pflegt. Jeder Gedanke, jeder Atemzug und jede Mahlzeit ist eine Gelegenheit, diese Verbindung zu stärken. In dem Moment, in dem Sie Ihren Körper als lebendiges Gespräch zwischen Geist und Materie betrachten, öffnen Sie die Tür zu einer Form von Gesundheit, die keine Pille und keine Diät ersetzen kann: eine vibrierende Harmonie – ein Zustand, in dem jede Zelle Frieden kennt und jedes System in stiller Perfektion zusammenarbeitet.

Noras Yoga- und Kochgeschichte

Nora saß am Fenster ihrer kleinen Wohnung, trank warmen Ingwertee und beobachtete den Sonnenaufgang. Noch ein Jahr zuvor war sie ein anderer Mensch gewesen – ständig müde, ängstlich und gefangen in einem Kreislauf aus Verdauungsproblemen. Sie hatte Spezialisten aufgesucht, strenge Diäten ausprobiert und unzählige Nahrungsergänzungsmittel eingenommen. Nichts schien zu helfen, weil sie ihre Symptome behandelte – nicht die Verbindung dahinter.

Alles änderte sich, als sie begann, über die Gehirn–Darm-Achse zu lesen. Die Vorstellung, dass ihre Gedanken ihre Verdauung beeinflussen könnten, war zugleich stärkend und demütigend. Sie beschloss, ihre Heilung zu einem inneren Projekt zu machen – nicht eine weitere Diät, sondern ein Dialog mit ihrem Körper.

Jeden Morgen begann sie mit Stille. Sie legte ihre Hand auf ihren Bauch und flüsterte: „Guten Morgen, mein Freund." Sie aß langsam, atmete tief und beendete jeden Tag damit, drei Dinge aufzuschreiben, für die sie dankbar war. Es schien einfach – vielleicht sogar zu einfach – doch innerhalb weniger Wochen begann ihr Körper zu reagieren. Die Blähungen verschwanden, ihre Energie stieg, und ihr Geist fühlte sich klar an.

Sie erkannte, dass ihr Darm nie kaputt gewesen war – er war missverstanden worden. Jahre voller Angst und Hektik hatten seine Stimme übertönt. Jetzt, durch Achtsamkeit und Beständigkeit, hatte sie ihm wieder Raum gegeben, zu sprechen. Manchmal konnte sie ihre Emotionen sogar spüren, bevor ihr Verstand sie erkannte – Angst als ein Flattern, Freude als Wärme. Ihr Darm war zu ihrem inneren Kompass geworden.

Mit den Monaten vertiefte sich Noras Veränderung. Sie begann Yoga zu praktizieren, entdeckte Freude daran, bunte Mahlzeiten zu kochen, und knüpfte wieder Kontakte zu Freunden, die sie früher aus Erschöpfung gemieden hatte. Ihr Lachen kam leicht zurück. Bei ihrer jährlichen Untersuchung war ihr Arzt erstaunt. „Sie haben Ihren Darm vollständig geheilt“, sagte er. Nora lächelte sanft. „Ich habe meine Verbindung geheilt.“

Eines Abends traf sie einen alten Freund, der ihre Entwicklung aus der Ferne beobachtet hatte. „Du wirkst so friedlich“, sagte er. „Was ist dein Geheimnis?“ Nora dachte kurz nach und antwortete: „Ich habe aufgehört, meinen Körper reparieren zu wollen. Ich habe angefangen, ihm zuzuhören.“

Heute, wenn das Morgenlicht ihr Gesicht berührt, empfindet sie Dankbarkeit – nicht nur für ihre Gesundheit, sondern auch für die Weisheit ihres Körpers. Sie weiß, dass ihr Gehirn und ihr Darm ständig miteinander sprechen und dass ihre einzige Aufgabe darin besteht, zuzuhören, zu vertrauen und sanft zu leben.

Die Harmonie, die sie einst im Außen gesucht hatte, war die ganze Zeit in ihr gewesen – wartend darauf, dass sie langsamer wurde und wirklich hinhörte.

Epilog: Die Rückkehr zum inneren Gespräch

Die Reise durch die Verbindung zwischen Gehirn und Darm führt uns zu einer grundlegenden Erkenntnis: Wahre Heilung hat nichts mit Kontrolle zu tun – sie hat mit Kommunikation zu tun. Ihr Körper hat die ganze Zeit mit Ihnen gesprochen – durch jede Emotion, jede Empfindung und jedes Symptom. Der Schmerz, die Müdigkeit, die Angst – nichts davon war eine Strafe. Es war Sprache. Eine Botschaft aus Ihrem Innersten, die nach Gleichgewicht, Bewusstsein und Frieden fragt.

Während eines Großteils der Menschheitsgeschichte wussten die Menschen, dass Körper und Geist eins sind. In der alten Medizin galt der Magen als Sitz von Emotion, Intuition und Geist. Irgendwann auf dem Weg hat das moderne Leben diese Einheit zersplittert. Wir begannen, den Geist als etwas Getrenntes zu betrachten und den Körper wie eine Maschine zu behandeln – etwas, das repariert werden muss, wenn es kaputtgeht. Doch Ihr Körper ist keine Maschine. Er ist eine Symphonie aus Intelligenz, die auf jede Note reagiert, die Ihr Geist spielt.

Der Darm ist das emotionale Zentrum dieser Symphonie. Wenn er ruhig ist, schwingt Ihr ganzes Wesen in Klarheit und Vitalität. Wenn er entzündet ist, fühlt sich Ihre Welt kleiner, schwerer und schwieriger zu verdauen an – im wörtlichen wie im übertragenen Sinne. Heilung beginnt in dem Moment, in dem Sie aufhören, die Signale Ihres Darms zu unterdrücken, und anfangen, sie als Führung zu ehren. Die Krämpfe nach einem stressigen Streit, die Müdigkeit nach ständigen Sorgen, das plötzliche Verlangen nach Zucker in Momenten der Einsamkeit – all das sind Hinweise Ihres zweiten Gehirns, die Sie an die enge Verbindung zwischen Gedanken und Chemie erinnern.

Sie haben in diesem Buch gelernt, dass der Vagusnerv als Brücke zwischen diesen Welten wirkt – eine biologische Telefonleitung, die Ihren mentalen und emotionalen Zustand zu Ihren Organen überträgt. Doch diese Brücke funktioniert in beide Richtungen. Der Darm spricht ebenfalls zum Gehirn und sendet Signale von Sicherheit, Freude oder Stress – je nachdem, wie gut er gepflegt wird. Wenn Sie mit Liebe essen, bewusst atmen und mit Absicht ruhen, senden Sie die Botschaft: Wir sind sicher. Und Sicherheit ist die Grundlage, auf der jedes System – das Nervensystem, das Immunsystem und das Verdauungssystem – gedeihen kann.

Das Ziel ist nicht Perfektion. Sie müssen nicht stundenlang meditieren, ausschließlich perfekt biologische Mahlzeiten essen oder ein völlig stressfreies Leben führen. Sie müssen sich nur daran erinnern, dass Präsenz Medizin ist. Jeder achtsame Atemzug, jede friedliche Mahlzeit, jeder Moment der Dankbarkeit verdrahtet die Verbindung zwischen Ihrem Gehirn und Ihrem Darm neu und bringt sie dazu, in Harmonie statt im Chaos zu kommunizieren. Heilung geschieht nicht durch große Gesten, sondern durch kleine, beständige Akte der Aufmerksamkeit, die jeden Tag wiederholt werden.

Ihr Mikrobiom, Ihre Emotionen, Ihre Gedanken und Ihr Schlaf sind alle Fäden desselben Gewebes. Wenn Sie an einem ziehen, bewegen sich die anderen mit. Wenn Sie lachen, verändert sich Ihre Darmflora. Wenn Sie vergeben, verbessert sich Ihre Verdauung. Wenn Sie tief schlafen, stärkt sich Ihr Immunsystem. Das ist keine Magie – es ist Biologie, geführt durch Bewusstsein. Sie sind niemals von Ihrem Körper getrennt; Sie sind sein Erzähler und schreiben mit jedem Gedanken neue Chemie.

Vielleicht ist das größte Geschenk des Verständnisses der Gehirn–Darm-Verbindung die Wiederentdeckung Ihrer Intuition. Tief in Ihnen wissen Sie bereits, was Ihr Körper braucht – welche Lebensmittel Ihnen Energie geben, welche Beziehungen Ihnen Frieden bringen, welche Gewohnheiten Ihr Gleichgewicht stärken. Diese leise Stimme in Ihrem Bauch ist keine Einbildung – sie ist die Weisheit von Millionen von Neuronen und Billionen von Mikroben, die zusammenarbeiten, um Sie am Leben und im Gleichgewicht zu halten. Wenn Sie dieser Stimme vertrauen, kehren Sie zum ursprünglichen Design der Natur zurück.

Wenn Sie nun weitergehen, denken Sie daran, dass Ihr Körper nicht Ihr Feind ist. Er ist Ihr treuester Verbündeter, der Ihre innere Welt mit vollkommen ehrlicher Klarheit widerspiegelt. Jedes Symptom ist ein Gesprächsbeginn, jede Emotion ein Bote, jede Mahlzeit eine Gelegenheit zur Verbindung. Je mehr Mitgefühl Sie Ihrer inneren Welt schenken, desto mehr Gesundheit und Harmonie werden Sie in der äußeren Welt erfahren.

Atmen Sie jetzt einmal tief ein. Spüren Sie, wie sich Ihre Brust hebt, Ihr Bauch weich wird und Ihr Körper sich entspannt. Flüstern Sie zu sich selbst: **Ich höre zu.**

Dieser eine Moment der Aufmerksamkeit ist das Tor zur Heilung. Alles, was Sie brauchen, war schon immer in Ihnen – Ihr Gehirn, Ihr Darm und die Intelligenz, die beide verbindet.

Sie sind zu Hause.

www.ingramcontent.com/pod-product-compliance
Lightning Source LLC
LaVergne TN
LVHW022025200926
848481LV00007B/2548
* 9 7 9 8 2 9 5 7 4 1 5 1 7 *